DE L'ACTION ANTISEPTIQUE

DU

SULFATE DE CUIVRE

EN OBSTÉTRIQUE

PROPHYLAXIE ET THÉRAPEUTIQUE DES ACCIDENTS INFECTIEUX

DES SUITES DE COUCHES

PAR

J. MARRY

Docteur en médecine de la Faculté de Paris.

PARIS

A. PARENT, IMPRIMEUR DE LA FACULTÉ DE MÉDECINE

A. DAVY, successeur

52, RUE MADAME ET RUE MONSIEUR-LE-PRINCE, 14

1884

DE L'ACTION ANTISEPTIQUE

DU

SULFATE DE CUIVRE

EN OBSTÉTRIQUE

PROPHYLAXIE ET THÉRAPEUTIQUE DES ACCIDENTS INFECTIEUX

DES SUITES DE COUCHES

PAR

J. MARRY

Docteur en médecine de la Faculté de Paris.

PARIS

A. PARENT, IMPRIMEUR DE LA FACULTÉ DE MÉDECINE

A. DAVY, successeur

52, RUE MADAME ET RUE MONSIEUR-LE-PRINCE, 14

1884

A MON PÈRE

A MA MÈRE

Marry.

DE L'ACTION ANTISEPTIQUE

DU SULFATE DE CUIVRE

EN OBSTÉTRIQUE

PROPHYLAXIE ET THÉRAPEUTIQUE DES ACCIDENTS INFECTIEUX
DES SUITES DE COUCHES.

INTRODUCTION.

L'étude des antiseptiques, au double point de vue
de la prophylaxie et de la thérapeutique des maladies infectieuses, a pris, dans ces dernières années,
un intérêt et une importance qu'il serait difficile de
méconnaître, et cela, grâce aux belles découvertes de
M. Pasteur.

Un des brillants élèves du maître, M. le Dr Doléris,
a bien voulu nous aider dans les recherches que nous
avons entreprises, à son instigation, pour étudier
l'action du sulfate de cuivre sur les organismes auxquels paraît due la fièvre puerpérale.

Les résultats obtenus nous encouragent à publier
nos observations. Nous en avons tiré un certain nombre de conclusions médicales. Les unes et les autres
forment le sujet de notre thèse.

Nous offrons à M. Doléris nos remerciements les plus sincères. Ses conseils ne nous ont jamais manqué, et il a poussé la complaisance jusqu'à contrôler, jour par jour, nos examens microscopiques. Nous le prions de recevoir ici l'expression de notre reconnaissance.

CHAPITRE PREMIER.

PATHOGÉNIE DE LA FIÈVRE PUERPÉRALE

On décrit, sous la dénomination impropre de fièvre puerpérale, un certain nombre d'accidents survenant chez les femmes en couches, accidents émanant d'une même cause, mais parfaitement distincts au point de vue sémiologique. Ils constituent comme autant de formes de la maladie.

Il n'entre pas dans notre cadre de les décrire, ni de rechercher, dans l'histoire de la médecine, les diverses explications qu'on en a données. Nous nous contenterons d'exposer brièvement les idées admises aujourd'hui, et nous essaierons de justifier la thérapeutique que nous proposons.

La fièvre puerpérale, telle qu'on la comprend aujourd'hui, est une intoxication. M. Bar s'exprime, à cet égard, de la façon suivante : « Il y a analogie étroite, sinon identité, entre l'infection des plaies des blessés et l'infection des plaies des accouchées, entre la ou les septicémies chirurgicales et la ou les septicémies obstétricales (1). »

(1) Bar. *Méthodes antiseptiques en obstétrique*, p. 36.

De son côté, M. Doléris, dans son remarquable
travail sur la pathogénie des suites de couches, écrit
ce qui suit : « La nouvelle accouchée est une blessée,
mais une blessée à part... L'infection puerpérale, tout
le prouve, est une infection qui n'emprunte rien de
spécial à l'état particulier des nouvelles accouchées,
si ce n'est qu'elle est plus ou moins liée à l'affaiblis-
sement que la parturition entraîne et qu'elle trouve,
dans la diminution à la résistance aux agents mor-
bides, une condition favorable à sa production (1). »

L'analogie entre la nouvelle accouchée et le blessé
étant établie, toutes les considérations pathogéniques
applicables à celui-ci peuvent être étendues à celle-là,
tout en reconnaissant cependant à l'accouchée le désavantage que lui créent, d'une part, son organisme
affaibli, et, d'autre part, la multiplicité et la profon-
deur de ses lésions,

Que se passe-t-il en effet chez nos deux malades
portant, l'un une plaie chirurgicale, l'autre une plaie
utérine et des érosions vaginales plus ou moins nombreuses? De deux choses l'une : ou les deux plaies sont
simples, et elles guérissent toutes deux, sans complication; ou elles sont infectées, et alors l'organisme
est plus ou moins ébranlé, et cet état, identique dans
les deux cas, prendra, chez le blessé, le nom de septicémie, infection putride, infection purulente, tandis
que, chez la femme en couches, il s'appellera fièvre
puerpérale.

Il faut rechercher maintenant quel est l'élément
d'infection susceptible de produire ces accidents puerpéraux, heureusement rares aujourd'hui dans nos
maternités.

(1) Doléris *La fièvre puerpérale et les organismes inférieurs*, p. 49.

Il a été tour à tour désigné sous les dénominations plus ou moins mystérieuses, de miasme, effluve, poison, virus transmissible. C'est à M. Pasteur et à son élève, M. Doléris, que revient le mérite de nous l'avoir fait connaître sous sa forme matérielle.

En 1879, en effet, M. Pasteur, parla pour la première fois, à l'Académie de médecine, du microbe de la fièvre puerpérale, et en 1880 il présenta à l'Académie, en son nom et en celui de M. Doléris, le résultat de leurs travaux communs.

Ces auteurs avaient découvert dans les lochies et le sang des malades, dans le pus puisé dans le péritoine des femmes mortes de péritonite puerpérale, dans les vaisseaux lymphatiques et sanguins, la présence d'organismes de formes diverses.

Ces organismes sont : le *micrococcus*, microbe en forme de point, doué d'une mobilité propre, et qui, suivant qu'il est isolé ou disposé en couple, prend le nom de *monococcus* ou de *diplococcus*. Ce dernier, considéré par M. Pasteur comme le microbe de la suppuration, a reçu de lui le nom de *pyogénique*. Une autre disposition de ces organismes est la forme dite en *chapelets de grains*, la plus parfaite du micrococcus.

Une seconde variété possède la même forme, les mêmes habitudes, en quelque sorte, que le micrococcus. Comme lui, elle peut exister seule ou se réunir à un ou plusieurs de ses congénères, sans cependant parvenir à la forme dite en chapelet de grains. Une seule chose la distingue du micrococcus, c'est son volume plus considérable.

Une troisième variété porte le nom de *bactérie septique*. Ces bactéries ont la forme de cylindres grêles et allongés et pénètrent dans le sang peu avant la mort.

M. Doléris croit pouvoir établir une corrélation entre chacun de ces organismes et les diverses manifestations de l'intoxication puerpérale. C'est ainsi qu'il décrit :

1º Une forme *septicémique rapide*, caractérisée par l'introduction précoce dans le sang et la lymphe de la longue bactérie septique.

2º Une forme *pyohémique avec phlébite*, analogue à l'infection purulente chirurgicale, et caractérisée par le microbe en chapelet.

3º Une forme *suppurative commune*, caractérisée par la présence du micrococcus dans les lymphatiques, la tendance à la suppuration, et l'invasion de la septicémie vraie à la période ultime, c'est-à-dire la pénétration de la bactérie septique.

4º Enfin, les formes *pyohémiques lentes, progressives*, dont la durée est souvent fort longue, et qui peuvent se concentrer uniquement dans la lésion hématique chronique (anémie pernicieuse puerpérale), ou dans une lésion localisée tardive d'origine primitivement lymphatique (phlegmon, métrite chronique).

La théorie que nous venons de résumer peut paraître, dans une certaine mesure, hypothétique ; il convient de ne pas accepter, sans réserve, une classification dont les difficultés sont telles que nous sommes porté, pour notre compte, à la trouver prématurée, sans nous éloigner de l'idée de l'auteur, qui n'a voulu que simplifier un cadre très obscur. Cependant, un fait se dégage de tous ces travaux: c'est l'existence certaine de microbes, dont la présence produit les accidents qualifiés de puerpéraux.

Nous sommes donc conduit à nous demander :

1° d'où ils viennent; 2° comment ils s'introduisent dans l'économie.

Nous ne voulons pas nous étendre sur les travaux qui ont mis en lumière ces différents points de la question. Nous exposerons simplement les faits qui paraissent hors de contestation.

Les microbes rencontrés chez les femmes malades existent à l'état de germes ou d'organismes parfaits dans l'atmosphère des salles d'hôpitaux, dans l'eau nécessaire aux malades, dans les linges souillés, etc., etc. Ils pénètrent principalement dans l'économie par les plaies génitales, et accessoirement par les voies de la respiration ou de la digestion. La contagion peut être opérée directement par les personnes qui donnent leurs soins aux malades et portent à une femme saine le poison puisé sur une malade, par les instruments de chirurgie, par l'air ambiant, etc. etc. Quel que soit le mode de contamination, le germe une fois arrivé au contact de la plaie s'y développe, passe dans le sang, par les veines ou par l'intermédiaire des lymphatiques, et détermine la série des accidents puerpéraux.

Ainsi, l'expérience nous a appris, non seulement quelle est la cause du mal, mais comment se fait la transmission morbide. Tous nos efforts doivent donc tendre à empêcher le microbe de pénétrer dans l'organisme et, dans le cas où un traitement prophylactique rationnel, aurait été institué trop tard, ou serait demeuré inefficace, à trouver une thérapeutique capable de détruire sur place, et par une sorte de balayage répété, d'éliminer *in situ* le principe nuisible sans faire du tort au malade.

Les antiseptiques répondent à ce désidératum.

CHAPITRE II.

CONSIDÉRATIONS GÉNÉRALES SUR LES ANTISEPTIQUES.

Plusieurs savants ont essayé de classer les substances antiseptiques, en prenant pour base leur degré d'activité. M. Miquel notamment a publié une liste comprenant une cinquantaine de substances, dont il a soigneusement vérifié le pouvoir antiseptique. Mais les conditions du problème sont très complexes. Il suffit au chimiste de savoir que tel acide ou telle base a une affinité et une fixité supérieures. Pour le physiologiste et le clinicien, il ne suffit pas que telle substance ait un pouvoir antiseptique supérieur; il faut, de plus, que cette substance ne se décompose pas, par exemple, au contact des tissus, comme l'eau oxygénée, ou ne soit pas trop caustique comme l'azotate d'argent. Nous ne parlons pas du bichlorure de mercure qui, sous la forme de la liqueur de Van Swieten, rend de grands services à la maternité ; nous n'avons aucune donnée bien certaine sur la puissance comparative de cette liqueur avec le sulfate de cuivre employé en solution au centième, c'est-à-dire dix fois plus concentrée.

Nous sommes néanmoins en mesure d'affirmer qu'à la clinique d'accouchements, où l'usage du sublimé est devenu général, sur l'indication de M. Pinard, le succès par la liqueur de Van Swieten a été dès le début et continue à être complet. Mais il n'en est pas moins vrai que, dans la pratique de la ville, tel cas ne puisse se présenter où son usage serait difficilement applicable. De plus, le sublimé a quelques inconvénients qui peuvent nécessiter sa suppression temporaire ou définitive dans des circonstances données.

Les trois corps que nous venons de nommer, forment le premier groupe de M. Miquel, celui des *éminemment antiseptiques*.

Si nous passons au deuxième groupe, nous croyons que le choix se trouve circonscrit entre le chlorure d'or, le bichlorure de platine et le sulfate de cuivre. Or, ces deux chlorures se vendent à des prix très élevés. On devait donc donner la préférence au sulfate de cuivre.

En suivant toujours la classification de M. Miquel, nous ne voyons figurer l'acide phénique que dans le troisième groupe. D'autre part, la pratique a démontré depuis longtemps les inconvénients de son emploi à des doses réellement et radicalement microbicides.

Qu'on n'aille pas conclure que nous voulions contester les heureux résultats, dus à l'acide phénique. En matière d'antisepsie, mot vague qui répond à des nécessités thérapeutiques très diverses, le médecin doit se défier des tendances à l'exclusivisme; son rôle n'est point de critiquer une médication au profit d'une autre, de détrôner un agent ancien pour en prôner un nouveau.

La substitution indéfinie de ces agents les uns aux autres fait naître le doute ; la multiplication des procédés engendre la négligence, et quand on a laissé perdre une pratique bonne et utile, il faut des années pour la remettre en honneur. Nous devons tendre, au contraire, à multiplier le nombre des antiseptiques en vue des indications diverses à remplir et non point à le diminuer par des querelles sans fondement ou des critiques mal entendues.

Par le seul fait de son succès, reconnu dans telle ou telle circonstance de la pratique, la méthode antiseptique pourra devenir élective quant aux différents agents qui la réalisent.

Etant donné que tel corps détruit tous les organismes, sans distinction, il importe de déterminer à quel titre, sous quelle dose, cet effet est sûrement produit et, dans la pratique générale, il conviendra de ne l'employer que dans ces proportions reconnues rigoureusement efficaces. On s'exposerait autrement à des échecs, dont l'entière responsabilité incomberait à ceux qui, par crainte, incertitude ou méfiance, auraient manqué le but, en diminuant le degré d'action de l'agent antiseptique dont ils se seraient servi à un titre insuffisant.

Ainsi, les solutions phéniquées, au centième, ne sont point antiseptiques au sens rigoureux du mot ; elles ne le sont qu'au quinzième ou au vingtième. Les solutions de bichlorure de mercure le sont au millième. Les solutions de sulfate de cuivre ne deviennent radicalement microbicides qu'au centième. Les données expérimentales sont formelles.

C'est ici que doivent surgir fatalement les objections de la pratique. L'irritation excessive, la douleur, les éruptions, les phénomènes toxiques par résorption, la répugnance des malades, ceux du monde surtout, ont créé des nécessités de choix suivant les difficultés ou les contre-indications rencontrées. On voit donc apparaître la nécessité de la multiplication des agents antiseptiques. Le choix sera déterminé par les circonstances. Mais, dans l'état actuel de la science, antisepsie, septicémie, n'ont point de signification précise ; autant dire infection, désinfection. Ni la cause du mal, ni l'action spécifique du remède, ne sont encore connues ; on se borne à englober tous les organismes inférieurs dans la même proscription. Par suite, on exige de l'agent thérapeutique une action destructive décisive et absolument générale.

Nous nous contenterons de faire connaître les services que le sulfate de cuivre peut rendre à l'accoucheur, sans vouloir diminuer en rien la réalité de l'action analogue des autres agents. Nous nous permettrons seulement de signaler les cas dans lesquels il doit leur être préféré.

CHAPITRE III.

DES PROPRIÉTÉS ANTISEPTIQUES DU SULFATE DE CUIVRE.

Lorsqu'on envisage l'antisepsie, comme le fait M. Sabatier dans sa thèse d'agrégation, (1) c'est-à-dire en désignant par cette expression, prise dans son sens le plus général, tous les moyens capables de soustraire une plaie à l'action des organismes vivants, on est conduit, comme lui, à distinguer deux périodes dans l'histoire de cette grande méthode : l'une, pendant laquelle les praticiens ont employé les antiseptiques d'une façon tout empirique ; l'autre, qui date des travaux de M. Pasteur sur les microbes, et a été mar

(1) Sabatier, *Méthodes antiseptiques chez les anciens et les modernes*, 1883.

quée par l'introduction des nouveaux pansements dus à Lister. Dans l'une et l'autre période, nous voyons préconiser l'emploi du sulfate de cuivre.

Sans vouloir tracer un historique détaillé de l'application des sels de cuivre en thérapeutique (1), nous devons rappeler les usages, relativement récents, qu'on en a faits dans les pratiques chirurgicales.

En 1863, Notta (de Lisieux) reconnut les bons effets de la liqueur de Villate sur les plaies et ulcères. D'éminents chirurgiens, tels que Velpeau, Nélaton, Broca, en tirèrent le plus grand parti, notamment pour le traitement des trajets fistuleux.

« Les topiques cuivreux et les topiques mercuriels, dit à ce sujet M. Fonssagrives (2), jouaient jadis un très grand rôle dans le pansement des ulcères, et je me rappelle que l'eau phagédénique et l'eau d'Alibour figuraient en permanence dans la boîte d'objets de pansement que je transportais d'un lit à un autre quand j'étais étudiant. Je me souviens aussi que je voyais modifier heureusement sous leur influence des ulcères blafards, atoniques, n'accusant aucune tendance vers la réparation. »

« Que de choses utiles, ajoute l'auteur, nous avons abandonnées en thérapeutique, au milieu d'un fatras pharmacologique, auquel je ne donne certainement aucun regret ! »

Aujourd'hui les notions plus précises de la science

(1) Hippocrate, 460 ans avant J.-C., se servait du vert-de-gris dans le traitement des plaies. Galien, au IIe siècle de notre ère, conseille le sulfate de cuivre contre les ulcères malins. Guy de Chauliac, au XIVe siècle, recommande également le cuivre comme corrosif astringent pour le traitement des plaies.

(2) *Dictionnaire encyclopédique des sciences médicales*. Article Cuivre.

moderne sur la nature des maladies infectieuses, et les études entreprises sur les propriétés microbicides du sulfate de cuivre, portent à croire que les sels cuivreux reprendront un jour le rang que nos ancêtres leur avaient assigné dans la thérapeutique. Ils l'avaient perdu à la suite de craintes, sinon injustifiées, du moins excessives, comme le prouvent les courageuses expériences de M. Gallippe (1).

Des documents nombreux sur l'action des sels de cuivre ont été portés, dans ces derniers mois, au cours des discussions soulevées, tant à l'Académie des sciences qu'à l'Académie de médecine, à propos du traitement du choléra. Nous allons les résumer rapidement.

Dans une série de lectures faites à l'Académie de médecine, l'été dernier, M. Burq préconisa le cuivre comme spécifique du choléra. Pendant l'épidémie de 1849, sa méthode métallothérapique lui donna toujours, dit-il, des succès rapides et certains contre les crampes des cholériques. Des enquêtes entreprises dans les usines, où le cuivre est travaillé, sous une forme quelconque, lui apprirent que les ouvriers, placés dans des conditions d'absorption journalière des poussières cuivreuses, avaient toujours joui, envers le choléra, d'une immunité comparable à celle dont les sujets vaccinés jouissent envers la variole.

Partant de ces faits d'observation, M. Burq imagina un traitement prophylactique et thérapeutique du choléra par l'emploi du cuivre *intus* et *extra*. Il proportionna ce traitement à tous les âges et l'appliqua, en 1865, dans le service d'Horteloup, à l'Hôtel-Dieu. Il

(1) Galippe. *Etude toxicologique sur le cuivre et ses composés.*

réussit, dit-il, toutes les fois que, appelé près d'un malade, celui-ci n'était qu'à la première période du mal, avec suppression d'une seule de ces trois manifestations de la vie : pouls, chaleur et urine.

Mais les résultats qu'il obtint ne parvinrent pas à convaincre tous les esprits ; on produisit des statistiques contraires, et les effets du cuivre furent contestés.

D'après M. Burq, ce qui contribua surtout à jeter le discrédit sur le traitement du choléra par le cuivre, ce fut la façon dont on procéda en 1865 et en 1866 à l'application de cette médication. Les médecins qui l'essayèrent alors, et ceux-là même qui avaient le plus à cœur de la voir réussir, ne pouvaient se départir de cette appréhension, fort louable d'ailleurs, de voir tourner au désavantage de leurs malades une méthode qui n'avait pas encore fait ses preuves. La crainte d'un empoisonnement faisait que le cuivre n'était administré que dans les cas extrêmes, et alors que le malade ne laissait plus d'espoir au médecin.

C'est dans ces cas de choléra, à la période ultime, tandis que le pouls, la chaleur et les urines avaient disparu, quand l'absorption avait cessé de se faire, que l'on intervenait avec le cuivre, toujours administré à des doses insuffisantes. On aurait tort de mettre au compte d'une mauvaise médication des insuccès, qui ne sont dus qu'à l'état déjà désespéré des malades.

M. Burq ne s'est pas arrêté à ces seules recherches sur le choléra, il a voulu voir quels pouvaient être les effets du cuivre sur d'autres maladies infectieuses, sur la fièvre typhoïde, par exemple, et il est arrivé à cette conclusion, que l'immunité professionnelle paraît être probable, en faveur des ouvriers en cuivre, contre la fièvre typhoïde; que le traitement de cette maladie par les sels cuivriques « a paru aussi promettre beaucoup dans les trop rares cas où il a été employé (1) ». Telles sont les idées de M. Burq, que nous croyons avoir fidèlement résumées.

Cette manière de voir est loin d'être acceptée par tout le monde. M. Vulpian a présenté à l'Académie une note de Lamm (de Stockolm), alléguant des faits en contradiction avec ceux de M. Burq.

D'autre part, M. Bailly (de Chambly combat les conclusions de M. Burq sur l'immunité envers la fièvre typhoïde, attribuée aux ouvriers des usines à exploitation de cuivre. Aux enquêtes affirmatives de M. Burq, il en oppose de négatives. Il y a donc lieu d'attendre, avant d'adopter l'une ou l'autre de ces assertions contraires, les résultats que ne manqueront pas de donner de nouvelles recherches.

A côté de ces documents, qui n'ont qu'une valeur relative, car toute enquête de ce genre est soumise à de nombreuses causes d'erreur, des expériences de laboratoire ont été entreprises. Les résultats obtenus par M. Pasteur et ses élèves, MM. Chamberland, Roux et Thuillier, ont été tels, qu'au laboratoire de l'Ecole normale, le sulfate de cuivre est l'antiseptique employé de préférence « non seulement pour l'atténuation des virus, mais encore pour arrêter leur action dans certains liquides de culture » (2).

MM. Paul Bert et Capitan ont expérimenté sur le

(1) *Gaz. des hôpitaux*, 18 octobre 1883.
(2) Riche. *Extrait du Journal de Chimie et de pharmacie*, 1883.

virus de la morve. « Nous avons fait, disent ces mes-
sieurs, suivant la méthode de M. Pasteur, des cultures
de ce virus dans divers bouillons, et nous avons
ajouté à chaque litre de bouillon virulent un déci-
gramme de différents sels : azotate d'argent, sulfate
de cuivre, sulfate de zinc, permanganate de potasse,
chlorure d'or, bichlorure de mercure, eau oxygénée, etc., etc. Nous avons trouvé des microbes dans
tous ces bouillons, sauf dans ceux qui avaient été
additionnés de sulfate de cuivre, de chlorure d'or,
d'eau oxygénée et de bichlorure de mercure.

« Si nous laissons de côté le bichlorure de mercure,
qui est un sel toxique, et l'eau oxygénée, qui ne peut
pas pénétrer dans l'organisme sans se décomposer, il
nous reste deux substances : le chlorure d'or, et, plus
avantageusement, le sulfate de cuivre, qui sont peut-
être capables d'empêcher le développement de la
morve (1) ».

M. Ch. Richet, dans son travail sur l'action toxique
comparée des métaux sur les microbes, arrive à cette
conclusion, qu'il suffit de 62 milligrammes de cuivre
dans 1 litre de liquide pour entraver la putréfaction (2).

M. Bochefontaine (3), dans ses recherches sur le
pouvoir microbicide du sulfate de cuivre, a entrepris
une série d'expériences fort intéressantes portant :

1° Sur les vibrioniens adultes des macérations vé-
gétales.

(1) Paul Bert et Capitan. *Société de biologie*, séance du 4 août.

(2) Ch. Richet. *De l'action toxique comparée des métaux sur les microbes.* Compte rendu de l'Acad. des sciences, 5 nov. 1883.

(3) Bochefontaine. *Etude expérimentale sur l'action microbicide
du sulfate de cuivre.* Journal de Chimie et de pharmacie, novembre
1883.

Marry.   2

2° Sur les vibrioniens adultes, cultivés dans des liquides de provenance animale.

3° Sur le développement des germes microbiques.

4° Sur les injections hypodermiques du sulfate de cuivre chez les animaux préalablement placés dans l'état de septicémie.

De cette série d'expériences, l'auteur tire les conclusions suivantes :

« 1°Les spores des mucédinées peuvent se dévelop-
« per dans des solutions de sulfate de cuivre à 1 0/0 ;

« 2° Les vibrioniens de la putréfaction pullulent au
« milieu des solutions cupriques à 1 pour 1000 ;

« 3° La proportion de sulfate de cuivre nécessaire
« pour arrêter le développement des vibrioniens est
« au moins quatre fois plus forte que celle qui tue les
« cobayes, et dix fois plus grande que celle qni peut
« amener la mort du chien ;

« 4° La bactériémie expérimentale se produit éga-
« lement chez les animaux soumis ou non à l'action
« du sulfate de cuivre injecté sous la peau, à dose non
« mortelle ;

« 5° Les bactéries se développent dans le sang des
« animaux qui succombent aux effets du sulfate de
« cuivre, introduit seul sous la peau ou dans la circu-
« lation sanguine. »

La seule chose que nous voulions retenir de ce travail, c'est que jamais M. Bochefontaine n'a constaté le développement de vibrions ou de bactéries dans les solutions de sulfate de cuivre au centième et au deux-centième.

Pour ce qui est du développement des spores de mucédinées dans les solutions au centième, M. Miquel rappelle que « les substances antiputrides de nature

minérale, y compris le brome, l'iode, le chlore, le
mercure etc..., n'étendent leur action destructive sur
ces mucédinées qu'à des doses cinq, dix et même
vingt fois supérieures à celles qui frappent de mort
les microbes adultes de l'ordre des bactéries. »

Pour M. Miquel le sulfate de cuivre est un antiseptique puissant, et il lui assigne un rang fort élevé
dans sa classification. D'après lui, le sulfate de
cuivre serait trois fois plus énergique que l'acide phénique, l'antiseptique le plus généralement employé
dans les hôpitaux.

Les développements qui précèdent peuvent paraître,
à première vue, s'écarter du sujet nettement limité
de cette étude. Nous pensons qu'ils étaient néces-
saires. Le clinicien ne saurait marcher au hasard
dans les voies ouvertes à la science par la découverte
des microbes. Il doit avoir la préoccupation constante
de ne jamais nuire au malade par l'administration de
substances dont l'action n'a été étudiée que dans les
laboratoires. Cet écueil a été signalé avec beaucoup
d'autorité par M. Jaccoud dans sa leçon d'ouverture.
Il ne faut pas, dit-il, qu' « un traitement parasiticide
aveugle remplace le traitement médical basé sur les
indications du malade. Car, tandis qu'on vise le microbe, on risque fort d'abattre le patient ». Il en résulte, selon nous, que l'on doit étudier, de la façon la
plus complète, l'action thérapeutique générale d'un
médicament avant d'en faire une nouvelle application
et les faits que nous avons cités prouvent tout au
moins que l'emploi du sulfate de cuivre, dans les
affections puerpérales, ne pouvait être nuisible aux
malades. Ils prouvent en outre que, scientifiquement,

on était autorisé à présumer que cet antiseptique
serait salutaire.

Au surplus, hâtons-nous d'exposer dans quelles
limites nous sommes à même d'affirmer l'action antiseptique du sulfate de cuivre. Pour ce qui est de
l'action interne du médicament, nous laissons à l'ave -
nir, aux expériences nouvelles, le soin de décider de
son efficacité. Mais en ce qui concerne l'action antiseptique locale, nous ouvrons un nouveau débat et
nous apportons à l'appui de nos arguments un fais-
ceau de faits qui ne peuvent laisser aucun doute sur
la valeur du sulfate de cuivre dans la thérapeutique
obstétricale. Les mêmes raisons le recommandent
pour la thérapeutique chirurgicale et nous citerons
deux cas dans lesquels il a agi avec une sûreté et
une rapidité que jamais l'acide phénique n'a égalées.

CHAPITRE IV.

EXPÉRIENCES DE LABORATOIRE.

Nous sommes conduit à exposer les modestes expériences que nous avons entreprises pour étudier l'action du sulfate de cuivre sur l'état puerpéral.

Nous aurions désiré obtenir comme une contre-
épreuve de notre deuxième série d'expériences, en
faisant agir directement le sulfate de cuivre contre
une quantité donnée de notre macération putride, après
avoir cherché quelle quantité de cette macération
était nécessaire pour obtenir la saturation d'un volume déterminé de nos liquides à différents titres.

Nous aurions voulu aussi observer plus longtemps

nos bocaux d'épreuve, faire la culture des bactéries qui s'y montraient dépourvues de mouvement, et en pratiquer l'inoculation pour nous assurer de leur mort d'une façon tout à fait rigoureuse. Car il est démontré que tel microbe qui, dans les circonstances ordinaires, jouit d'une mobilité extrême et qui, sous l'influence d'un milieu seulement désavantageux, perd son mouvement, peut le retrouver, si on le place dans des conditions plus propres à sa vie et à son développement. C'est ce fait qui permet à M. Pasteur de dire qu'à la rigueur il peut se passer du microscope lorsque l'inoculation aux animaux peut le renseigner sur la septicité d'un élément.

Telles qu'elles sont cependant, nos expériences suffisent à entraîner la conviction dans les limites d'application que nous avons précisées.

Elles comprennent deux séries :

Première série. — Pour juger du développement des organismes de la putréfaction dans les milieux contenant du sulfate de cuivre, nous avons mesuré dans six petits bocaux une quantité toujours égale et représentée par cinquante centimètres cubes des liquides suivants :

Dans un bocal A, une solution de sulfate de cuivre au cinquantième.

Dans un second B, une solution au centième.

Dans le troisième C, une solution au deux-cent-cinquantième.

Dans le quatrième D, une solution au cinq-centième.

Dans le cinquième E, une solution au millième.

Le sixième devait servir de témoin aux autres, et ne contenait que de l'eau pure.

Dans chaque bocal, nous avons mis des morceaux d'un placenta fraîchement rendu et pesant chacun cinq grammes. Puis nous les avons placés dans la salle d'autopsie de la clinique en ayant soin d'agiter l'air de la pièce, et d'en secouer toutes les poussières, afin d'assurer la mise en mouvement des germes qui devaient être contenus dans son atmosphère.

Tout étant ainsi disposé, nous avons soumis jour par jour nos différents liquides à un examen microscopique contrôlé par M. Doléris.

Au bout de vingt-quatre heures, le microscope ne révèle absolument rien dans les bocaux A, B, C, D, E. Leur contenu est parfaitement limpide, les morceaux de placenta, fermes et comme rétractés sur eux-mêmes, ont un aspect blanchâtre, dû à la coagulation du sang à leur surface.

En F, où le liquide est très trouble, le placenta macéré et infiltré, le microscope révèle des agrégats immobiles de substance granuleuse. Les globules rouges sont bien conservés. Pas d'organisme nettement déterminé.

Le lendemain :

En A. Rien de nouveau.

En B. Léger dépôt au fond du vase. Au microscope, de très rares granulations mobiles difficiles à définir.

En C. Même dépôt qu'en B. Ni bactéries ni vibrions.

En D. Grande quantité de matières organiques. Rien de mobile. Ni bactéries, ni vibrions.

En E. Amas grenu sans aucune forme de bactéries, ni de micrococcus indépendants.

En F. Odeur repoussante. Beaucoup d'organismes en chapelets et en grains. Quelques bacilles immobiles.

Le troisième et le quatrième jour, aucun changement ne se produit dans nos solutions, elles sont toutes limpides, et n'ont aucune odeur. Le microscope n'y décèle aucun organisme.

Au bout de cinq jours, même aspect que précédemment, en A, B, et C.

En D. Granulations très fines animées de mouvements qui semblent automatiques.

En E. Quelques fins micrococcus mouvants. Pas d'odeur, le liquide est légèrement trouble.

Le sixième et le septième jour, A, B, et C, comme a veille.

D. les mêmes granulations que la veille, mais on peut s'assurer facilement qu'elles n'ont pas de mouvement propre.

E. Grandes bactéries immobiles, irrégulières.

Le huitième jour :

A. Rien.

B. Corps granuleux, quelques-uns allongés, auxquels il ne manque que le mouvement et la régularité des contours pour être pris pour des microbes.

C. Rien.

D. Quelques petits points granuleux irréguliers.

E. De courts bacilles à deux articles. Pas de changement bien notable jusqu'au treizième jour,

Quatorzième jour :

Pas d'organisme dans les bocaux A, B, C.

En D. Points mouvants doubles et simples. Pas de bacilles.

2me *série*. — Dans d'autres expériences ayant pour but de rechercher l'action destructive des solutions de sulfate de cuivre à différents titres, nous avons adopté les dispositions suivantes :

Dans les bocaux A, B, C, D, nous avons mesuré, comme précédemment, cinquante centimètres cubes de solutions au cinquantième, au centième, aux deux-cent-cinquantième et au cinq-centième. Dans chaque vase nous avons versé un demi-centimètre cube d'un liquide provenant d'une macération de placenta peuplée d'organismes de la putréfaction. Les jours suivants nous avons ajouté, régulièrement tous les matins, la même quantité de liquide putréfié, après avoir préalablement examiné et fait contrôler le contenu de chaque vase.

Nous n'avons pas cru devoir expérimenter avec la solution au millième qui, dans nos recherches précédentes, avait présenté des organismes dès le sixième jour.

Voici le résultat des examens microscopiques :

Après vingt-quatre heures : Rien dans les bocaux A, B, C.

Dans la solution au cinq-centième, des amas grenus et inertes.

Les jours suivants et jusqu'au septième après le début des expériences, rien de vivant dans aucun bocal. Çà et là quelques bacilles ou bactéries dénués de tout mouvement.

Le huitième jour :

Dans les bocaux A B C, des cadavres de microbes. Rien de vivant.

En D. Une grande quantité d'amas grenus au milieu desquels on distingue des bacilles immobiles ; à l'extrémité de ces bacilles, des corpuscules germes.

Le neuvième jour :

A. Corpuscules germes au bout des bacilles immobiles,

B. Quelques rares petits micrococcus et des bactéries sans mouvement.

C. Comme en A.

D. Amas de bacilles courts, morts.

Au milieu de ces amas quelques corpuscules germes, arrondis, brillants.

Il résulte de la façon dont nous avons procédé à ces dernières expériences, qu'au neuvième jour, nos bocaux contenaient, au moment où ils ont été examinés, quatre centimètres cubes du liquide putréfié, soit addition de un demi-centimètre cube de putrilage par jour. Primitivement, la quantité des solutions cuivreuses dans chaque bocal était de cinquante centimètres cubes, mais la nécessité d'en puiser chaque jour pour nos examens, en même temps que nous augmentions les proportions de la macération de placenta, a dû notablement modifier le rapport des deux liquides en présence.

Nous devons ajouter que, cette fois encore, nos solutions n'ont jamais offert la moindre mauvaise odeur.

En somme nous voyons :

1° Que la solution au millième a arrêté la putréfaction pendant cinq jours dans une salle d'autopsie, dont le milieu doit être aussi saturé d'organismes que possible.

2° Que la solution au cinq centièmes a produit le même effet pendant treize jours.

3° Que les solutions au cinquantième, au centième et au deux-cent-cinquantième placées dans les mêmes conditions, n'ont jamais présenté aucun organisme vivant, durant les quatorze jours qu'elles sont restées sous notre observation, tandis que la macération dans l'eau pure, placée dans les mêmes conditions, était déjà fortement putride au bout de quarante-huit heures.

4° En ce qui concerne les bocaux de la deuxième série :

Que les corpuscules germes n'ont été rencontrés dans notre solution au cinq-centième qu'au bout de sept jours et lorsque la macération putride était de trois centimètres cubes et demi. Que ces mêmes corpuscules germes sont apparus, dans la solution au cinquantième, le huitième jour, et que jamais aucun de ces bocaux n'a offert au microscope ni micrococcus, ni bactéries, ni bacilles vivants.

CHAPITRE V.

APPLICATION ET MODE D'EMPLOI DU SULFATE DE CUIVRE A LA CLINIQUE D'ACCOUCHEMENT.

Voici comment l'idée est venue d'appliquer le suffalte de cuivre dans la thérapeutique obstétricale. Au moment où les élèves du laboratoire de l'école normale cherchaient, par de rigoureuses expériences, un agent antiseptique dépourvu de dangers et dont l'action fut radicale, tandis que de toutes parts on se livrait à des études comparatives, M. Chamberland, qui visitait un jour la clinique d'accouchement, fit part à M. Doléris des résultats déjà obtenus par le sulfate de cuivre.

Dès le lendemain, M. Charpentier acceptait, avec empressement, l'occasion de continuer, par l'application pratique, un essai si encourageant. C'était au commencement du mois d'août. Jusqu'à ce jour l'acide phénique avait été employé avec un caractère certain de succès général, mais quelques échecs partiels avaient démontré la nécessité de lui substituer, en certains cas, un agent moins irritant.

Cet essai de M. Charpentier, qui portait primitivement sur le seul cas des femmes en couches, fut restreint durant le mois d'août à deux salles, dont nous avons relevé toutes les observations. A la suite de cette épreuve, le procédé fut généralisé à tout le service, et appliqué d'une façon rigoureuse en septembre et en octobre. Toutes les indications de l'antisepsie furent méthodiquement observées ; en ce qui concerne la femme : pendant la grossesse, le travail, la délivrance et les suites de couches; en ce qui a rapport au personnel et aux élèves : dans les soins recommandés à chacun pour la désinfection des instruments et le lavage des mains avant le passage d'un lit à un autre.

Il serait superflu de nous étendre sur ces soins de propreté recommandés à tout individu appelé à soigner une femme en état de puerpéralité.

1° *Pendant la grossesse.* — Toutes les femmes ayant séjourné au dortoir des femmes enceintes de la clinique, qui présentaient une leucorrhée abondante, étaient soumises à l'usage quotidien des injections au sulfate de cuivre. Nous n'avons pas vu un seul cas d'ophthalmie survenir, chez les enfants, immédiatement après l'accouchement.

2° *Pendant le travail.* — Les soins prophylactiques s'adressent à deux états bien distincts, suivant que la femme accouche naturellement ou artificiellement. Dans les cas d'accouchement naturel avec un enfant vivant, et lorsque les différents temps de l'accouchement s'étaient succédé normalement, l'antisepsie était bornée au lavage des mains dans la solution au centième. Lorsque le travail traînait en longueur, avec rupture prématurée des membranes, on y ajoutait des injections vaginales abondantes. Il en était de même dans les cas de mort du fœtus avec rupture des membranes, d'applications de forceps, d'embryotomie, de céphalotripsie et d'accouchement prématuré artificiel.

3º *Pendant la délivrance.* — Nous n'avons pas eu l'occasion d'observer l'action du sulfate de cuivre dans les différentes circonstances où la méthode antiseptique est spécialement recommandée, pendant l'expulsion du délivre, et nous ne mentionnons que pour mémoire, les soins ordinaires employés pendant la délivrance spontanée ; ils sont les mêmes que pour l'accouchement normal. Mais il est une règle à laquelle on n'a jamais failli à la clinique ; elle consiste à administrer une injection vaginale aux nouvelles accouchées, deux heures environ après la délivrance, avant leur passage de la salle d'accouchement à la salle des accouchées. Cette injection n'a jamais manqué à aucune des femmes dont nous donnons plus loin les observations. Pour celles qui avaient subi une opération quelconque avec pénétration dans l'utérus soit de la main seulement, pour la version par exemple, soit d'un instrument, forceps, céphalotribe, etc., l'injection vaginale était remplacée par un lavage utérin plus ou moins abondant suivant le degré des lésions à supposer.

Ici nous devons placer un fait dont nous n'avons pas été témoin, mais qui nous a été raconté par une maîtresse sage-femme de la clinique. Dans un cas d'hémorrhagie assez abondante survenue après la délivrance et provenant du col utérin, cette sage-femme pratiqua une injection profonde avec la solution au centième, qui fit immédiatement cesser la perte sanguine. Le sulfate de cuivre est, en effet, un coagulant; nous avons eu souvent l'occasion de constater, cette action, non seulement sur le sang, mais encore sur les sécrétions vaginales qui se prennent, au contact du liquide injecté, en un réseau blanchâtre et fin accolé contre les parois du vagin ou à la surface du col. Il y a donc lieu de se demander si le sulfate de cuivre, qui jouit de la même propriété que le perchlorure de fer, ne lui serait pas préférable en injection utérine, étant donné qu'à sa propriété de coagulant, il joint celle d'antiseptique puissant.

4° *Pendant les suites de couches.* — Nous devons distinguer plusieurs cas. Après l'accouchement, on a affaire soit à une femme ayant accouché normalement, ou dont le travail a été marqué par une anomalie quelconque, mais ne présentant aucun signe d'intoxication ; soit à une femme atteinte d'infection puerpérale manifestement constatée. Dans le premier cas, MM. Charpentier et Doléris commandaient des lavages vulvaires répétés plusieurs fois par jour avec application permanente d'une compresse de la solution cuprique sur les organes génitaux externes. Si, chez la femme non infectée, il y avait lieu de craindre une intoxication ultérieure par suite d'anomalie pendant l'accouchement, à ces moyens ordinaires, on ajoutait les injections vaginales répétées , voire même des injections utérines.

Chez les femmes qui, arrivant de l'extérieur, n'avaient pas été soumises aux soins antiseptiques préalables, et chez celles qui, pour une raison ou pour une autre (infection d'origine interne, négligence temporaire des soins habituels, délivrance artificielle par la sage-femme, non suivie d'injection intra-utérine immédiate), présentaient de la fétidité des lochies, avec les symptômes habituels de l'intoxication, l'injection utérine était ordonnée.

Nous avons pu constater, plusieurs fois, la chute immédiate de la température après cette manœuvre, et la disparition pour ainsi dire instantanée de la fétidité des lochies.

En effet, dans ces cas de lochies noirâtres et nauséabondes, comme nous en rapportons un exemple à l'observation I, les premiers jets du liquide ramenaient de l'utérus des détritus infects, tandis qu'après l'injection, l'écoulement vulvaire avait perdu toute mauvaise odeur.

Ces lavages, pratiqués à l'irrigateur Eguisier, avec un jet presque nul, ne nous ont jamais offert les accidents reprochés aux injections utérines (indépendamment, d'ailleurs, du liquide injecté. Au contraire, nous avons toujours vu les femmes en retirer un bénéfice réel.

A ces injections, renouvelées une ou deux fois dans la journée, on ajoutait, il est à peine besoin de le dire, les applications permanentes des compresses au sulfate de cuivre.

Il est un fait que nous devons mentionner. Notre attention avait été attirée sur la possibilité d'une gingivite chez les femmes que nous avions en observation. Toutes les fois qu'une mauvaise odeur de l'haleine a pu nous faire suspecter cette petite complication, nous avons pu nous assurer qu'elle était due à un défaut de propreté de la part de la malade.

Nous avons cru devoir faire connaître, dès l'abord, tous ces détails qui nous permettront de présenter nos observations sans nous exposer à des redites inutiles.

Nous devons rappeler encore qu'au moment où MM. Charpentier et Doléris commencèrent à instituer une antisepsie rigoureuse à la clinique d'accouchement, tout était à faire ou plutôt à refaire. Les méthodes étaient absolument inconnues du personnel et ce fut une éducation nouvelle à reprendre depuis la dernière infirmière jusqu'aux personnes de l'administration chargés de la surveillance.

Les lavages des femmes, les injections vaginales, les précautions élémentaires pour empêcher la contamination, nécessitèrent une attention de tous les instants. Il fallut pendant longtemps prêcher d'exemple et payer de sa personne pour obtenir la rectification de procédés vicieux et dangereux. Les externes et le chef de clinique lui-même durent souvent prendre en mains le bassin et la solution antiseptique pour opérer à nouveau les lavages mal faits dans toute une salle. Les infirmières nettoyaient les femmes à l'aide de liquides contenus dans le bassin où s'écoulaient au même moment les lochies fétides des accouchées. L'usage de la compresse préservatrice ne fut que très difficilement accepté. Cependant tout le monde ne tarda pas à s'apercevoir que ce surcroît apparent de labeur diminuait en réalité le travail des employées en supprimant la nécessité des injections, sauf les cas spéciaux. D'un autre côté, la mauvaise odeur des linges de pansement (compresses, serviettes, alaises) que l'acide phénique, dont le titre et l'emploi ne pouvaient être rigoureusement observés, n'avait point détruite, disparut alors d'une manière complète.

CHAPITRE VI

AVANTAGES DU SULFATE DE CUIVRE.

La méthode antiseptique, disions-nous au début de ce travail, pourra devenir élective, quant aux différents agents qui la réalisent, par le seul fait de leurs succès reconnus dans telle ou telle circonstance de la pratique. Nous croyons utile de réunir en un court chapitre les avantages que présente le sulfate de cuivre en regard de certains inconvénients liés à l'application des autres agents.

Comme topique, le sulfate de cuivre en solution au centième présente les avantages suivants :

1° Défaut absolu de sensation douloureuse éprouvée par la malade ; tolérance parfaite même quand il existe des plaies ou des surfaces dénudées d'épithélium.

2° Mis en contact avec la peau et les muqueuses, il détermine une sensation de réfrigération en rapport avec l'anémie passagère des téguments, la constriction des vaisseaux et des couches les plus superficielles.

3° Les albuminoïdes liquides ou demi-liquides, exsudats, lymphes, sang, sont immédiatement coagulés à ce contact.

4° Défaut absolu d'action irritante profonde ; la pénétration de l'agent thérapeutique n'allant pas au delà d'une couche de tissu extrêmement mince. Nous n'avons jamais observé ni rougeur, ni œdème, ni soulèvement de l'épiderme, ni phlyctène véritable, ni éruption quelconque, même après les applications prolongées pendant très longtemps.

5° L'injection dans l'utérus n'a jamais provoqué de phénomènes nerveux ou toxiques. Il est essentiel que la solution soit portée à une température convenable.

6° Le sulfate de cuivre peut être employé avec efficacité en chirurgie. C'est ainsi que nous avons vu guérir, en quatorze jours et sans suppuration, un cas de thrombus soigné avec la solution au centième. La même solution a donné d'excellents résultats dans le traitement d'un abcès, à trajet fistuleux et à contenu fétide, de la région pré-uréthrale.

7° La modicité extrême de son prix et la facilité avec laquelle on peut se le procurer, même dans le petit commerce (vitriol bleu), en font un précieux médicament pour les classes pauvres.

En opposition avec ces faits, nous rappellerons certains inconvénients bien connus de l'acide phénique, employé longtemps à une dose vraiment antiseptique.

Douleurs, pénétration profonde du médicament, destruction de couches assez épaisses de tissus avec formation d'eschares, surtout lorsque l'injection porte sur des parties fortement contuses. Irritation de la peau et rougeur souvent suivies d'efflorescences cutanées douloureuses.

Marry.   3

Résorption et apparition du médicament dans les urines, coïncidant avec des phénomènes plus ou moins toxiques (faiblesse, anorexie, abaissement considérable de la température, etc.), chaque fois qu'il existe dans le vagin de larges surfaces dénudées.

Odeur désagréable et difficilement acceptée par les gens du monde. Cette odeur, au contact d'écoulements fétides, ne fait que prendre un caractère beaucoup plus désagréable. D'où, comme conclusion, la nécessité de n'user des solutions phéniquées, d'une manière générale, qu'à des titres insuffisants, de réserver l'emploi des solutions fortes pour des cas spéciaux et de restreindre la durée de leur emploi.

Enfin l'action de l'acide phénique, en raison même de la diffusibilité et de la force de pénétration de cet agent, est atténuée par un corollaire fâcheux qui est la volatilité et la perte rapide de ses propriétés au contact de l'air.

Quant au sublimé, nous ne saurions lui reprocher que deux inconvénients. Le premier, c'est la difficulté de le faire accepter par la clientèle en dehors de la pratique nosocomiale. Les gens du monde répugnent toujours, on le sait, à l'usage du mercure et de ses composés. Il est évident que si nous n'avions pas à notre disposition d'antiseptique de même valeur ce serait là un argument bien faible, mais, en présence de répugnances nettement formulées, le choix du sulfate de cuivre nous paraît indiqué. Le deuxième, c'est que le sublimé irrite, au bout d'un certain temps, la région cutanée avec laquelle il se trouve en contact, qu'il fait naître, chez les femmes prédisposées, des érythèmes, dont l'extension est souvent très grande, et qu'il peut même déterminer des phlyctènes.

Nous citerons à l'appui :

1° Un cas de phlyctènes survenues dans le pli fessier d'une femme souvent lavée et injectée au sublimé ;

2° Un cas d'érythème des fesses, propagé à la moitié supérieure des deux cuisses, ayant cédé à la suppression des compresses au sublimé ;

3° Un deuxième cas d'érythème intense du bras et de l'avant-bras ayant été pris pour un début d'érysipèle chez une surveillante de la clinique.

CHAPITRE VII

OBSERVATIONS.

1° Femmes ayant présenté des phénomènes d'intoxication :

Obs. I. — Lit n° 27, M... J..., 24 ans, primipare, entrée à la Clinique le 9 août 1883, pour y accoucher le même jour.

Bassin normal.

Réglée à 14 ans. Depuis cette époque, elle n'a cessé de voir régulièrement, trois jours par mois, jusqu'au 10 novembre 1882. Pas de coït du 10 au 25 du même mois, date à laquelle elle déclare avoir repris ses relations.

Pas d'accidents de grossesse en dehors de quelques nausées aux premiers mois.

Premières douleurs, le 9 août, vers neuf heures dix minutes du soir.

L'accouchement est donc prématuré et s'effectue vers le huitième mois.

Impossible d'avoir des renseignements sur les différents temps du travail.

L'accouchée était employée comme domestique et avait dissimulé sa grossesse, ce qui la força à continuer ses travaux, de une heure à neuf heures du soir, malgré les douleurs.

Le 9 août, elle arrive, à la Clinique, à onze heures quinze minutes du soir ; l'enfant se présentait en S. I. D. et avait déjà la jambe droite hors de la vulve.

L'accouchement a lieu à onze heures trente-cinq minutes, après un travail de dix heures et demie environ.

La délivrance suit de près, mais il y a rétention de quelques débris de membranes.

Deux heures après l'expulsion du délivre, injection vaginale au sulfate de cuivre.

Suites de couches. — Le 10 août, matin. Température, 37° ; 76 pulsations. Ecoulement sanglant peu abondant. Inertie de la vessie et du rectum.

Soir. Température, 37°2 ; 76 pulsations.

L'accouchée a été sondée deux fois dans la journée et a eu deux lavages vulvaires.

Le 11. Matin, 37° ; 78 pulsations.

On a encore recours à la sonde pour vider la vessie.

Soir, 37°,8 ; 84 pulsations. La malade urine seule pour la première fois. L'écoulement diminue un peu. Pas de fétidité.

Le 12. Matin, 37°,2 ; 85 pulsations.

Soir, 38°,6 ; 108 pulsations. Légère odeur aux lochies, qui n'ont pas changé quant à la quantité et à la couleur. La miction se fait facilement. 50 centigrammes de sulfate de quinine.

Le 13. Matin, 37°,8 ; 72 pulsations. L'odeur des lochies s'accentue ; elles sont de couleur chocolat. Trois injections vaginales sont commandées pour la journée, plus 1 gramme de sulfate de quinine.

Soir. La fétidité continue ; 38°,8 ; 102 pulsations. Frissons, douleur à la pression dans les fosses iliaques.

Le 14. Matin, 38°,8 ; 108 pulsations. Injection intra-utérine avec le contenu d'un irrigateur. M. Charpentier ordonne, pour la journée, 1 gr. de sulfate de quinine et quatre lavages vulvaires, au lieu de deux.

Soir, 38°,2 ; 78 pulsations. Encore une injection intra-utérine, cette fois avec le contenu de deux irrigateurs. La muqueuse utérine, vue au spéculum, est intacte de toute érosion. Elle a sa couleur normale. Le liquide sortant de l'utérus est incolore et inodore, contrairement à celui du matin qui offrait une couleur noirâtre et était très fétide.

Le 15. Matin, 37°,4 ; 92 pulsations. Plus de fétidité; les lochies sont pâles, sanguinolentes et peu abondantes. Le ventre est à peine sensible à la pression.

On se borne à faire les deux lavages vulvaires ordinaires.

Soir, 37°,6 ; 100 pulsations. Engorgement du sein droit.

Le 16. Matin, 37°,6 ; 96 pulsations.

Soir, 37°,2 ; 78 pulsations.

Le 17. Matin, 37°,5 ; 100 pulsations.

Crevasses. L'écoulement, qui avait presque cessé, reparaît abondant et sanguin ; la malade s'était levée la veille sans autorisation.

Le 18. Matin, 37°,6 ; 88 pulsations. Les lochies ont diminué et pâli.

Soir, 37°,2 ; 80 pulsations.

Le 19. Matin, 37°,4 ; 80 pulsations.

Soir, 37°,6 ; 96 pulsations.

Le 20. Matin, 37°,4 ; 80 pulsations.

Soir, 37°,8 ; 102 pulsations. Cette élévation de température s'explique par l'existence de crevasses profondes aux deux seins.

Le 21. Matin, 37°,2 ; 80 pulsations.

L'écoulement lochial est presque nul, la malade quitte la clinique sur sa demande.

Obs. II. — U... H..., 26 ans, multipare.

Bassin normal.

Réglée à 12 ans. Voit quatre jours par mois.

Dernière apparition des règles, 25 octobre 1882. Accouchée à terme.

Pas d'accidents de grossesse.

Premières douleurs, le 5 août, à 1 heure du soir.

Rupture des membranes, le 6 août, à 4 heures un quart du matin.

Dilatation complète, le 6 août, à 4 heures du matin.

Accouchement, à 4 heures 35 du matin.

Position, O. I. D. P. réduite.

Durée totale du travail, 16 heures 35 minutes.

Délivrance naturelle.

Enfant du sexe féminin pesant 2600 gr.

Injection vaginale avant le passage dans la salle des accouchées.

Suites de couches. — Du 6 au 9 août, la malade a eu régulièrement deux lavages au sulfate de cuivre par jour. Pas de fièvre. Le 9, M. Charpentier suspectant l'odeur des lochies, commande une injection vaginale qui est immédiatement pratiquée.

Le 10. Matin : 37°,2 ; 100 pulsations. Une injection vaginale. Pas de fétidité. L'écoulement sanguinolent est assez abondant.

Soir : 37°,3 ; 104 pulsations.

Le 11. Matin : 37°,2 ; 82 pulsations. Lochies toujours sanguinolentes et inodores.

Soir : 37°,6 ; 108 pulsations.

Le 12. Matin : 37°,4 ; 100 pulsations. Quelques éraillures aux deux seins.

Soir : 37°,8 ; 100 pulsations.

Le 13. Matin : 37° ; 84 pulsations. Rien de changé aux lochies qui sont toujours abondantes et sanguinolentes.

Soir : 37°4 ; 104 pulsations.

Le 14. Matin : 37°; 85 pulsations. Des crevasses nombreuses se creusent aux deux seins. Cataplasmes.

Le 15. Matin : 38°3 ; 102 pulsations. Coliques la nuit précédente. Le ventre est sensible au toucher, les lochies sont légèrement fétides. M. Charpentier ordonne 15 grammes d'huile de ricin, des cataplasmes en permanence sur le ventre et quatre lavages dans la journée au lieu des deux réglementaires.

Soir : 39°, 120 pulsations. Nombreux frissons dans la journée. Le ventre est encore plus sensible que dans la matinée, les lochies sont plus fétides. M. Doléris pratique une injection intra-utérine. L'eau sortant de l'utérus est noirâtre et d'une odeur repoussante. 50 centigrammes de quinine.

Le 16. Matin : 37°3 ; 96 pulsations. Diarrhée intense. L'écoulement est inodore, sanguinolent, le ventre toujours sensible.

Soir : 39°, 120 pulsations. 50 centigrammes de quinine.

Le 17. Matin : 37°3 ; 108 pulsations. La diarrhée a cessé, mais le ventre est toujours sensible. Légère lymphangite du sein gauche.

Soir : 39º ; 124 pulsations. La malade a eu un gramme de sulfate de quinine dans la journée. Les lochies sont inodores.

Le 18. Matin : 37º6, 100 pulsations. L'écoulement est considérablement diminué ; le ventre toujours un peu douloureux. 15 grammes d'huile de ricin.

Soir : 37º8; 104 pulsations.

Le 19. Au matin, la malade sort sur sa demande expresse.

Obs. III. — Nº 4. J. H..., 27 ans, primipare.

Bassin normal.

Réglée à 18 ans. Voit généralement trois ou quatre jours par mois.

Dernière apparition, des règles, le 20 octobre 1882.

A eu une grossesse normale, conduite à terme.

Les premières douleurs se font sentir le 30 juillet a dix heures du soir. Les membranes se rompent peu après.

Dilatation complète, le 1ᵉʳ août à une heure du matin.

Heure et mode de terminaison : le 1ᵉʳ août, à 8 heures 45 du matin, par une application de forceps.

Durée totale du travail, 34 heures 45 minutes.

Cette femme avait perdu les eaux dans la nuit du 30 au 31 août. Lorsqu'elle s'est présentée à la salle d'accouchement, il s'écoulait par la vulve un liquide extrèmement fétide. Des injections vaginales et des lavages répétés combattirent cet accident.

Le 1ᵉʳ août au matin, les grandes lèvres étaient turgides et œdématiés, l'utérus inerte.

L'enfant se présentait en O. I. D. P. réduite spontanément. M. Charpentier fait une application de forceps et termine l'accouchement sans difficulté.

La délivrance s'effectue quelques minutes après, naturellement.

Injection vaginale au sulfate de cuivre.

Suites de couches. — A son arrivée dans la salle des accouchées, deux heures après la délivrance, la malade offre les signes habituels d'un accouchement laborieux : sécheresse de la langue, un peu de chaleur à la peau, etc. M. Charpentier commande pour le soir 50 centigrammes de sulfate de quinine et plusieurs lavages dans la journée,

Le soir même état : Pas d'odeur aux lochies.

Le 2. Grande agitation. La malade, qui s'inquiète beaucoup de son enfant, est prise, vers 5 heures du soir, d'un léger frissonnement qui paraît lié à sa constitution nerveuse. A ce moment le thermomètre marque 38°,8. Aucune douleur abdominale. Pas de fétidité.

Prescription du jour : Sulfate de quinine, 1 gramme en deux fois. Extrait thébaïque, 10 centigrammes en 24 heures.

Le 3 et le 4. Rien d'anormal. La cicatrisation de la muqueuse vulvo-vaginale, excoriée pendant l'accouchement, en raison de l'œdème, marche régulièrement. L'accouchée excessivement nerveuse, nous l'avons dit, se plaint de vives douleurs à la vulve au moment des lavages au sulfate de cuivre. M. Doléris substitue à la solution au centième une autre au trois-centième, qui parait l'irriter moins.

Le 5. Elle mange un peu dans la matinée. Visite dans l'après-midi, léger mouvement fébrile le soir. La nuit est agitée.

Le 6. La température est de 38°,5. L'état général est bon. Pas de douleur de ventre ; pas de fétidité. Cependant, la miction ne peut encore se faire spontanément. L'urine sortant de la sonde est claire ; pas de cystite.

Le 7. Matin, 37°,8 ; le soir, 39°.

Un gramme de sulfate de quinine dans la journée.

Le 8. Matin, 37°,8; constipation. 15 grammes d'huile de ricin, 60 centigr. de quinine.

Soir, température 39°,4 ; 92 pulsations.

La malade a eu dans la journée des selles abondantes et nombreuses.

Le 9. Matin, 38°,3 ; 94 pulsations.

Toujours pas de fétidité. 1 gramme de sulfate de quinine.

Soir, 39°,8 et 96 pulsations.

M. Doléris fait l'examen microscopique des lochies puisées à l'entrée du vagin.

Il trouve les éléments anatomiques normaux contenus dans ces lochies, peu modifiés dans leurs formes, peu granuleux. Les globules blancs y sont de dimension un peu supérieure à la normale. La plupart des épithéliums sont hyalins ; les noyaux, ternes, sont un peu grenus.

A part quelques granulations mouvantes d'une grande finesse, difficiles à caractériser, il observe, dans l'intérieur même des cellules, des mouvements moléculaires. Mais pas de bactéries ni micrococcus libres, faciles à déterminer.

L'examen d'une goutte de sang puisée au doigt de la malade est également faite le même jour.

§ M. Doléris trouve une altération de forme des globules. Quelques éléments de volume plus considérable que les globules blancs, de forme irrégulière, sans contours très bien accusés, paraissant formés d'un amas de fines granulations.

Le 10. Matin, 39°,2 ; 106 pulsations.

Une notable quantité d'albumine dans les urines.

Soir, 39°,8 ; 102 pulsations. Nausées dans la journée.

1 gramme de sulfate de quinine en deux paquets, un le matin, l'autre le soir.

Le 11. Température 39° ; 108 pulsations.

Vomitif : Ipéca 1 gr. 50, tartre stibié 0,05.

Soir, 39°,4; 108 pulsations.

Le 12. La malade quitte le service et nous n'avons plus sur elle le moindre renseignement.

Au moment de son départ, malgré sa température élevée et une agitation extrême, elle ne se plaint pas du ventre; les fonctions de la vessie se sont rétablies depuis plusieurs jours, les lochies très peu abondantes sont sanguinolentes et nullement fétides.

2° Femmes n'ayant présenté aucun signe d'intoxication, mais dont l'accouchement ou les suites de couches ont été marqués de quelques complications.

Obs. IV. — Lit n° 17. M. C..., 24 ans, bipare.

A eu un premier enfant en 1881. Huit jours après ces premières couches, péritonite.

Bassin normal.

Réglée à 11 ans 1/2 ; voit ordinairement cinq à six jours par mois.

Dernières règles, 1ᵉʳ novembre 1882.

Accouchée à terme.

Pas d'accidents de grossesse.

Premières douleurs, le 14 août à 5 heures du matin.

Rupture des membranes, le 15 août à 10 heures du matin.

Moment de la dilatation complète, inconnu.

L'accouchement se fait le 15 août à midi, par une application de forceps.

L'enfant, de sexe masculin, pèse 4,230 grammes.

La tête se présentait en O. I. D. P. non réduite. Les contractions étant insuffisantes, en présence de l'état inquiétant de l'enfant, M. Doléris fit une application de forceps et essaya de déterminer la rotation, tentative qui échoua.

L'enfant se présenta à la vulve l'occiput en arrière, et détermina au passage une rupture complète du périnée.

A 5 heures du soir, après avoir avivé et nettoyé, à l'acide phénique, les bords de la plaie, M. Doléris pratiqua la périnéorrhaphie en faisant des sutures profondes. L'acide phénique a été préféré ici à cause de l'inconvénient que présente le sulfate de cuivre de coaguler le sang à la surface des plaies, coagulation qui eut certainement nui à la cicatrisation immédiate des deux lambeaux rapprochés par la suture.

Suites de couches. — 15 août. Soir, 37°,8 ; 84 pulsations. La malade a eu le matin une injection vaginale au sulfate de cuivre deux heures après la délivrance, des lavages vulvaires avec le même liquide, qui sera d'ailleurs le seul employé jusqu'à la guérison.

16 août. Matin, 37°,4 ; 68 pulsations. M. Charpentier commande 7 à 8 pilules de 0,01 centigramme d'extrait thébaïque pour s'opposer à la défécation.

Soir, 37°,8 ; 82 pulsations.

Le 17. Matin, 37°,4 ; 68 pulsations.

Soir, 37°,6 ; 80 pulsations. 7 pilules dans la journée.

Le 18. Matin, 37°,3 ; 68 pulsations.

Soir, 37°,5 ; 81 pulsations. 7 pilules.

Le 19. Matin, 38° ; 96 pulsations.

Soir, 39°,2 ; 104 pulsations. On continue les pilules.

Le 20. Matin, 37°,8 ; 86 pulsations. Diarrhée abondante, la malade ne peut retenir ses selles. Plus de pilules ; 7 gouttes de laudanum dans une potion au rhum.

Soir, 38°,6 ; 100 pulsations.

Le 21. Matin, 38° ; 88 pulsations. On enlève les fils de suture. La cicatrisation profonde est complète ; superficiellement, les bords de la plaie n'étant pas au même niveau, elle n'a pas pu se faire. 1 gr. de sulfate de quinine.

Soir, 39° ; 92 pulsations.

Le 22. Matin, 37°,9 ; 78 pulsations. 2 verres d'eau de Sedlitz, 1 gramme de sulfate de quinine.

Soir, 38°,7 ; 90 pulsations. Le sphincter anal a repris son fonctionnement.

Le 23. Matin, 38° ; 76 pulsations. 1 gr. de sulfate de quinine.

Soir, 38°,3 ; 96 pulsations.

Le 24. Matin, 37°,4 ; 76 pulsations. Il existe un peu d'empâtement à la fosse iliaque droite.

Soir, 38°,5 ; 96 pulsations.

Le 25. Matin, 37°,6 ; 76 pulsations.

Soir, 38°,7 ; 100 pulsations. 0,50 centigrammes de quinine.

Le 26. Matin, 37°,2 ; 64 pulsations.

Soir, 37°,2 ; 68 pulsations. Vésicatoire sur le noyau induré de la fosse iliaque droite.

Le 27. Matin, 37°,4 ; 76 pulsations.

Soir, 37°,8 ; 78 pulsations.

Le 28. Matin, 37°,6 ; 80 pulsations.

Soir, 38° ; 92 pulsations. Cautérisation au nitrate d'argent des surfaces non cicatrisées de la plaie périnéale.

Le 29. Matin, 37°,6 ; 76 pulsations. Les lochies marquent à peine la compresse appliquée sur la vulve.

Soir, 37°,6 ; 76 pulsations.

Le 30. La température et le pouls sont normaux. Il ne reste plus de la plaie qu'une mince surface bourgeonnante.

1er septembre. La malade se lève pour la première fois. Elle reste à la Clinique jusqu'au 5, et quitte le service entièrement rétablie.

Obs. V. — Lit n° 29. J. K..., 20 ans, primipare. Bassin normal.

Réglée à 11 ans. Voit ordinairement trois jours par mois.

Cessation des règles, le 31 octobre 1882.

Grossesse pénible, vomissements depuis le premier jusqu'au

neuvième mois ; bronchite suspecte datant d'une année avant la grossesse.

Premières douleurs, le 8 août à 8 heures du matin.

Rupture des membranes, le 9 août à minuit 10 minutes.

Le 9 août, à 1 heure 20 minutes du matin, l'accouchement se fait en O. I. G. A. Le travail avait duré dix-sept heures vingt minutes.

L'enfant, de sexe masculin, pèse 3,200.

La délivrance se fait naturellement.

Suites de couches. — 9 août. Rien de particulier. Température et pouls normaux.

Le 10. Matin, 38° ; 76 pulsations.

Soir, 38°,2 ; 90 pulsations.

Le 11. Matin, 37°,4; 80 pulsations. La malade a eu de la diarrhée toute la nuit. Prescription : deux quarts de lavement laudanisé dans la journée. Lochies sanglantes peu abondantes.

Soir, 37°,8 ; 76 pulsations.

Le 12. Matin, 39°,2; 100 pulsations. La diarrhée continue. Les mamelles sont engorgées.

Soir, 39°,2 ; 120 pulsations.

Le 13. Matin, 38°,2 ; 98 pulsations. Toujours de la diarrhée.

Soir, 39°,6 ; 120 pulsations. L'écoulement est peu abondant, absolument inodore.

Le 14. Matin, 37°,4 ; 84 pulsations. Potion au bismuth et au laudanum contre la diarrhée.

Soir, 37°,6; 86 pulsations.

Le 15. Matin, 38°,6; 108 pulsations. Cessation de la diarrhée.

Soir, 38°,6 ; 102 pulsations.

Le 16. Matin, 37° ; 92 pulsations.

Soir, 37° ; 96 pulsations.

Le 17. Matin, 37°,5 ; 98 pulsations. Diarrhée, herpès aux lèvres.

Soir, 38°,6 ; 102 pulsations.

Le 18, Matin, 38° ; 92 pulsations. La diarrhée continue.

Soir, 38°,4 ; 100 pulsations.

La malade reste ainsi à la Clinique jusqu'au 25 août, avec des alternatives de fièvre et de chute de la température. Au moment de sa sortie, on entend manifestement des craquements humides aux deux sommets.

Obs. VI. — Lit n° 32. L. E..., 35 ans, primipare. Bassin légèrement rétréci.

Premières règles à 18 ans. Voit quatre à cinq jours par mois.

Accouchée à terme.

Accidents de grossesse, vomissements pendant les deux premiers mois.

Premières douleurs, le 13 août à 5 heures du soir.

Rupture des membranes, le 14 août à 11 heures du matin.

Accouchement, le 14 août à midi 45 minutes.

Présentation du sommet en O. I. D. P. réduite. Durée totale du travail, dix neuf heures quarante-cinq minutes.

Délivrance naturelle.

Enfant, du sexe féminin, pesant 3,100 gr.

Suites de couches absolument normales et apyrétiques.

Obs. VII. — Lit n° 19. A. L..., 30 ans, multipare. Sur trois accouchements antérieurs, deux au forceps, un spontané. Rachitique, bassin rétréci.

Réglée à 17 ans. Voit d'une façon irrégulière, de deux à quatre jours par mois.

Accouchée à terme.

Pas d'accidents de grossesse.

Premières douleurs, le 20 août à 4 heures du matin.

Rupture des membranes, le 20 août à 8 heures 10 minutes du matin.

Accouchement le même jour, à 8 heures 45 minutes du matin.

Présentation du sommet en O. I. G. A. Durée totale du travail 4 heures 45 minutes.

Délivrance naturelle.

Suites de couches normales, pas de fièvre.

Obs. VIII. — Lit n° 32. M. B.., 22 ans, primipare. Rachitique.

Bassin légèrement rétréci.

Réglée à 14 ans ; voit trois à quatre jours tous les mois.

Dernières règles, du 5 au 20 novembre.

Vomissements pendant les quatre premiers mois.

Premières douleurs, le 26 août, à quatre heures du soir.

Rupture des membranes, le 27 août, à une heure et demie du matin.

Accouchement au forceps le même jour à neuf heures du matin, l'enfant se présentant en O. I. G. A.

Durée du travail, dix-sept heures.

Délivrance naturelle.

Suites de couches. — Le 27 août, au soir, la température est de 38°,2 et les pulsations au nombre de 92. Il y a à la partie postérieure de la vulve une légère déchirure de la muqueuse.

Le 28, matin : 37°,4 ; 80 pulsations.

Soir : 37°,5 ; 84 pulsations. La vulve est tuméfiée et laisse couler des lochies sanglantes très abondantes.

Le 29, matin : 37°,5 ; 80 pulsations.

Soir : 37°,6 ; 84 pulsations. Léger frisson à une heure de l'après-midi.

Le 30, matin : 38°,2 ; 90 pulsations. Engorgement des seins.

Soir : 38°,2 ; 100 pulsations.

Le 31, matin : 38°,6 ; 98 pulsations.

Soir : 38°,3 ; 100 pulsations.

Le 1er sept. matin : 38°,2 ; 102 pulsations.

Constipation. 15 grammes d'huile de ricin.

Soir : 37°,5 ; 92 pulsations.

Le 2, matin : 38°,2 ; 88 pulsations.

Soir : 37°,7 ; 100 pulsations.

A partir de ce moment, jusqu'à la sortie, qui eut lieu le 11 septembre, la malade a toujours eu une température normale.

Obs. IX. — Lit n° 23. H..., 28 ans, bipare. Syphilitique. A été réglée à 13 ans ; depuis lors, voit chaque mois pendant sept à huit jours.

Accouchée à terme. Hydramnios.

Premières douleurs, le 30 août 1883, à quatre heures du matin. A la rupture des membranes, il s'écoule une grande quantité de liquide.

Accouchement le même jour, à deux heures quarante du soir.

L'enfant se présentait en O. I. D. P. réduite.

Durée du travail, dix heures quarante minutes.

Délivrance naturelle.

Les suites de couches n'ont présenté, chez cette accouchée, aucune particularité. La température est toujours restée normale. Sauf le troisième jour, où elle a atteint 38°, à la suite d'un engorgement des seins.

Sa sortie de l'établissement a eu lieu le 10 septembre.

Obs. X. — Lit n° 35. M. G..., 26 ans, bipare.

Dernières règles au mois de mars.

Avorte à quatre mois et demi à la suite d'une chute de voiture.

Premières douleurs, le 25 août 1883.

Rupture des membranes, le 30 août, à six heures du soir.

Terminaison de l'avortement le 31 août, à cinq heures et demie du soir, l'enfant se présentant par le siège.

Délivrance spontanée.

Cette femme reste à la Clinique jusqu'au 11 septembre et, pendant son séjour, jamais la température n'a dépassé 37°,2.

Obs. XI. — Lit n° 30. R..., 32 ans, primipare, entrée le 4 septembre 1883.

Réglée à 13 ans. Voit cinq jours par mois.

Dernières menstrues, le 8 février 1883.

Premières douleurs, le 4 septembre à quatre heures du soir.

Rupture des membranes, le lendemain à une heure du matin.

Dilatation complète une demi-heure plus tard.

Accouchée à six mois et demi, le 7 septembre, à deux heures dix du matin.

L'enfant se présentant en S. I. G. A. décomplétée, est macéré.

Suites de couches. — Le 5 septembre, au matin : 37°,3 ; 68 pulsations.

Soir : 36°,8 ; 64 pulsations. Les parties sont intactes. Il s'écoule de la vulve un liquide franchement sanguin ; sans fétidité.

Le 6, matin : 38°,3 ; 92 pulsations.

Soir : 39°; 100 pulsations. Lochies toujours inodores ; ni frissons ni douleurs de ventre.

Matin : 36°,8; 72 pulsations.

Soir : 37°; 80 pulsations.

A partir de ce moment, la température reste à la normale ; et la malade quitte le service le 15 septembre, complètement guérie.

Obs. XII. — M. E..., occupant le lit n° 5, primipare, 18 ans. Bassin rétréci.

Réglée à 13 ans ; voit huit jours par mois.

Dernières règles, du 15 au 20 novembre.

Vomissements au début de la grossesse ; pas d'autres accidents.

Premières douleurs, le 4 septembre à midi.

Rupture des membranes, le même jour, à dix heures du soir.

Procidence du cordon. Céphalotripsie le 5 septembre à neuf heures un quart du matin ; l'enfant se présentait en O. I. G. A.

Durée totale du travail, vingt et une heures quinze minutes.

Les organes sont en parfait état.

Délivrance naturelle.

Injection utérine immédiatement après.

M. Charpentier commande deux injections vaginales dans la journée.

Suites de couches. — Cette accouchée a passé douze jours dans le service sans présenter le moindre accident.

Six jours seulement après l'accouchement la température a atteint 38°,5. Cette fièvre coïncidant avec un engorgement des seins n'a, d'ailleurs, duré que deux jours.

3° Accouchements simples :

Nous avons recueilli 28 observations de femmes ayant accouché naturellement et qui n'ont présenté aucun signe d'intoxication pendant les suites de couches.

De ces 28 femmes, 20 n'ont jamais eu de fièvre, les 8 autres ont eu de légères élévations de la température en rapport avec des engorgements ou des abcès.

Il serait fastidieux de publier en entier ces obser-

vations ; nous nous contenterons d'indiquer les malades qui en font l'objet.

1° Accouchées qui n'ont pas eu la fièvre :

N° 22. — J. P..., bipare, 27 ans.
Entrée le 10 août, sortie le 16, sur sa demande formelle.
N° 19. R..., secondipare, 29 ans. Entrée le 9 août, sortie le 19.
N° 17. J. M..., primipare, 21 ans. Entrée le 6 août, sortie le 15.
N° 21. A. G..., primipare, 25 ans. Entrée le 5 août, sortie
le 14.
N° 20. H. P..., primipare, 20 ans. Entrée le 12 août, sortie
le 25.
N° 21. A. L..., 22 ans. Entrée le 17 août, sortie le 30.
N° 22. Vve D..., 22 ans, tripare. Entrée le 18 août, sortie
le 31.
N° 18. T. M..., 24 ans, bipare. Entrée le 19 août, sortie le 30.
N° 23. H. L..., 21 ans, bipare. Entrée le 19 août, sortie le 29.
N° 27. A. M..., 21 ans, primipare. Entrée le 23 août, sortie
le 6 septembre.
N° 24. M. D..., 25 ans, primipare. Entrée le 25 août, sortie
le 8 septembre.
N° 30. Femme T..., 39 ans, secondipare. Entrée le 26 août, sor-
tie le 7 septembre.
N° 19. P..., 30 ans. Septième accouchement. Entrée le
29 août, sortie le 10 septembre.
N° 18. L..., 26 ans, primipare. Entrée le 30 août, sortie le
11 septembre.
N° 21. E. H..., 31 ans, tripare. Entrée le 31 août, sortie le
13 septembre.
N° 22. P..., 20 ans, tripare. Entrée le 1er septembre, sortie
le 13.
N° 26. M..., femme A..., 22 ans, primipare. Entrée le 3 septembre, sortie le 15.
N° 28. M. D..., 25 ans, secondipare. Entrée le 3 septembre,
sortie le 15.
N° 40. R..., 35 ans, tripare. Entrée le 3 septembre, sortie
le 17.
N° 17. P. H..., 21 ans, primipare. Entrée le 11 septembre,
sortie   ?

Marry.

2° Accouchées ayant eu la fièvre à un moment quelconque des suites de couches :

N° 18. M. Z..., 29 ans, multipare. Entrée le 7 août, sortie
le 18. A eu 38° le 13 et le 14 août, le soir seulement. Cette fièvre
coïncidait avec la présence de quelques crevasses au sein.

N° 31. A. T..., 22 ans, primipare. Entrée le 17 août, sortie le
1ᵉʳ septembre. Fièvre trois jours après son accouchement. 38° le
matin ; 38°,5 dans la soirée (engorgement des seins).

Le 21, au soir, 38° ; 100 pulsations.

Le 23. Fièvre de 38° toute la journée (crevasses aux seins). A
partir de cette date, température normale jusqu'à la sortie.

N° 28. A. P..., 21 ans, primipare. Entrée le 18 août, sortie le
1ᵉʳ septembre.

Fièvre de 38°,6 le 21 août au matin.

Le 22, au soir, 38° (crevasses).

N° 25. M. F..., 26 ans, primipare. Entrée le 18 août, sortie le
6 septembre.

Le 25 août, au soir, 38°,8 ; 100 pulsations (crevasses et lymphangite au sein droit).

Les jours suivants la température varie entre 37°,5 et 37°,8.

Le 31, au soir, 39° ; 100 pulsations (formation d'un petit abcès dans l'aréole du sein gauche).

Le 1ᵉʳ septembre, matin : 39°,5 ; 104 pulsations.

Soir : 38°,8 ; 100 pulsations.

Le lendemain, chute de la température, qui reste normale jusqu'à la sortie.

N° 26. M. W..., 25 ans, secondipare. Entrée le 23 août, sortie
le 3 septembre.

Fièvre pendant un jour, le 27 août ; 38° le matin ; 38°,4 le soir
(engorgement des seins).

N° 20. L. C..., 19 ans, primipare. Entrée le 25 août, sortie le
7 septembre.

Le 27 août, au soir, 38°,4. Sensibilité de la fosse iliaque
gauche.

Le 31 août, au matin : 39°,3 ; le soir, 38°,8.

Douleurs de ventre, constipation.

M. Charpentier ordonne un lavement et 1 gr. de sulfate de

quinine pour la journée. Le lendemain, disparition de la fièvre.

N° 29. F. B..., 18 ans, primipare. Entrée le 26 août, sortie le 10 septembre.

Le 31 août, matin : 39°,2; 112 pulsations.

Soir : 38°,8 (engorgement des deux seins).

Le 1ᵉʳ septembre, soir : 38°,8 (lymphangite du sein gauche).

La malade a eu encore la fièvre le 2 septembre, au soir.

N° 33. M. G..., 26 ans, primipare. Entrée le 31 août, sortie le 13 septembre.

Pendant trois soirs, du 9 au 11 septembre, cette malade a eu une légère fièvre ne dépassant pas 38°,5 (crevasses).

En somme sur, une série continue de 40 femmes dont nous avons voulu pouvoir fournir l'histoire méticuleuse et complète, durant une période limitée d'observation, nous voyons que :

Trois seulement ont présenté quelques signes d'intoxication. Deux, restées dans le service, ont été traitées par le sulfate de cuivre et ont quitté la clinique entièrement rétablies; l'autre, partie malgré la recommandation de M. Charpentier ne présentait plus, au moment de sa sortie, que des phénomènes d'excitation nerveuse, indépendants de la fièvre puerpérale.

Neuf, se trouvant dans les conditions les plus défavorables ont échappé à la septicémie, grâce à des soins prophylactiques rigoureusement observés.

Sur 28 ayant eu des accouchements simples, 8 seulement ont eu, pendant les suites de couches, de légères élévations de la température liées à de petites complications du côté des seins.

Les 20 autres ont eu des suites de couches absolument apyrétiques.

Nous devons à la gracieuseté de M. Doléris de pouvoir joindre à ces observations, qui nous sont personnelles, les résultats de la statistique des mois de septembre et octobre.

En septembre, sur 60 femmes ayant accouché dans l'établissement, 45 eurent des couches simples et ne présentèrent pas d'accidents, 15 eurent des accouchements compliqués et, parmi celles-ci, on ne compta qu'une mort, par méningite antérieure de trois semaines à l'accouchement.

Nous donnons la liste des accouchements compliqués :

N° 42. C..., syphilis ; manie puerpérale au huitième mois. Accouchement prématuré.

Méningite, mort.

N° 27. B... Accouchement prématuré à huit mois et demi, présentation du siège.

N° 41. B... Eclampsie.

N° 11. C... Coxalgie, ankylose. Hydramnios.

N° 31. C... Hémorrhagie de la délivrance.

N° 9. C... O. I. D. P., non réduite. Forceps.

N° 16. Accouchement prématuré à sept mois. Enfant mort macéré.

N° 1. G... Accouchement prématuré à huit mois.

N° 8. G... Inertie utérine. Forceps.

N° 37. M... Rétrécissement du bassin. Céphalotripsie.

N° 19. M... Accouchement prématuré. Présentation du tronc.

P... Accouchement prématuré à huit mois et demi.

N° 10. P... Enfant mort, macéré. Accouchement prématuré.

N° 20. P... Paralysie et atrophie du membre inférieur du côté droit.

N° 30. R... Accouchement prématuré à six mois et demi. Enfant macéré.

N° 37. Hémorrhagie avant le travail.

Insertion marginale du placenta.

En octobre. Sur 69 accouchements, on en compte 61 de simples et 16 de compliqués. Sur ces derniers, il y eut un cas de mort chez une femme atteinte d'un cancer du foie.

Voici la liste des accouchements compliqués :

N° 5. B..., 25 ans, primipare. Présentation du siège.

N° 2. P..., 18 ans. Accouchement à huit mois et demi.

N° 30. A..., 28 ans, primipare. Accouchement à huit mois et demi.

N° 37. C..., 30 ans, multipare. Présentation de l'épaule. Version après plusieurs tentatives faites en ville.

N° 21. J..., 22 ans, bipare. Accouchement à huit mois et demi.

N° 3. G..., 30 ans, primipare. Application du forceps pour insuffisance des contractions utérines.

N° 7. H..., 28 ans, multipare. Accouchement à six mois et demi environ.

N° 12. S..., 30 ans. Accouchement à huit mois et demi.

N° 20. M..., 32 ans. Rétrécissement du bassin. Céphalotripsie.

N° 24. P..., 22 ans, primipare. Application du forceps pour insuffisance des contractions.

N° 30, L..., 22 ans. primipare. Accouchement prématuré à sept mois.

N° 5. D..., [35 ans, bipare. Accouchement gémellaire. Deux présentations pelviennes. Application du forceps sur le premier enfant.

N° 24. N..., 18 ans, primipare. Accouchement à huit mois et demi.

N° 8. L..., 30 ans, bipare. Accouchement à huit mois et demi.

N° 33. M... Cancer du foie ; morte quelques jours après l'accouchement.

N° 11. R..., 23 ans, bipare. Présentation du sommet; procidence du cordon et du bras gauche. Version.

Nous aurions voulu, en regard de la statistique de ces trois mois, placer celle des précédents, en relatant, non seulement les mortalités, mais aussi les cas d'infection puerpérale non suivis de mort et d'accouchements compliqués, n'ayant pas donné prise à la fièvre puerpérale.

Mais c'est là un travail absolument impossible à effectuer, étant donné les renseignements incomplets et approximatifs fournis par les registres de la clinique. Nous nous contenterons donc de l'appréciation générale des modifications survenues tant au point de vue de la morbidité que de la mortalité, à partir du moment où l'antisepsie par le sulfate de cuivre a été rigoureusement établie. Dès cet instant, en effet, les malades se sont faites de plus en plus rares, on n'a observé que des formes atténuées de l'infection et la mortalité par septicémie a été nulle.

Auparavant, nous en avons eu l'assurance de tous les côtés, non seulement le chiffre des morts était relativement considérable, mais pendant certaines périodes, la morbidité était générale et en permanence dans les salles. A plusieurs reprises, le renouvellement des accouchées a été ralenti avec intention pour essayer d'obvier aux inconvénients, qu'on a attribués de tout temps à l'encombrement.

CONCLUSIONS.

1° Dans le cas où une raison quelconque milite contre l'emploi du sublimé, le sulfate de cuivre peut être considéré comme l'antiseptique le plus puissant dont on puisse se servir avec une sécurité absolue.

2° La solution de ce sel au centième agit avec une énergie suffisante.

3° Outre son pouvoir antiseptique plus considérable, elle doit être préférée aux solutions d'acide phénique, parce qu'elle ne détermine pas l'irritation des plaies, et les sensations de brûlure que produisent ces dernières, lorsqu'on les emploie à un titre élevé qui réalise seul l'antisepsie absolue.

4° Elle doit être encore préférée, parce qu'elle a le privilège d'être inodore par elle-même, d'enlever toute fétidité aux lochies, et, par suite, de faire disparaître la mauvaise odeur des salles.

5° L'injection intra utérine présente une innocuité absolue.

6° Son action comme coagulant pourrait être utilisée dans les cas d'hémorrhagie utérine.

7° L'emploi du sulfate de cuivre, comme topique, ne détermine aucun accident d'intoxication.

8° L'emploi à l'intérieur doit être réservé pour le moment.

9° Les quelques données que nous possédons, nous autorisent à affirmer que le sulfate de cuivre constitue un topique de première qualité, dont la chirurgie peut obtenir les meilleurs effets dans le traitement et la préservation des plaies.

Paris. — A. PARENT, imp. de la Fac. de médec., A DAVY, successeur,
52, rue Madame et rue M.-le-Prince, 14.